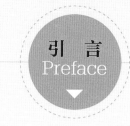

引　言
Preface

电力企业某些职业工种具有特殊性，如带电作业及配电、输电运行及检修、变电运行及检修等工种大多在室外作业。不论高温酷暑还是天寒地冻，不论高空还是湿地，不论高原还是疫区，为保证广大客户的正常用电，"停电就是命令！"只要供电出故障，电力员工都必须第一时间出现在故障抢修现场，有时一干就是几个小时、几天甚至数周、数月，直至供电恢复。严酷的自然环境及高强度的抢修任务，容易导致电力员工室外作业时发生健康损害。

本书对电力员工室外作业最易发生健康损害的防护和应急救护知识进行了介绍，希望可以帮助电力员工掌握室外作业健康防护和应急救护基本知识，更好地避免健康损害。

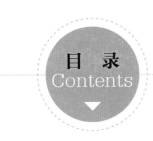

目 录
Contents

第一节

高温季节如何防范中暑

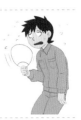

　　小张是一名电工，7月的某天中午，在抢修线路过程中，他突感头晕、口渴、恶心，全身大汗，随即摔倒，但意识清楚。他起身后回车内开启空调冷风休息，并一次喝下两瓶矿泉水，后自觉症状好转，未去医院进一步治疗。

　　上述案例中小张表现出的是中暑的症状。在炎热的夏季，当人们长时间受到强烈的阳光照射或停留在闷热潮湿的环境中就容易导致中暑。

　　中暑是指人在高温和热辐射的长时间作用下，机体体温调节出现障碍，引起水、电解质代谢紊乱及神经系统功能损害的症状的总称。

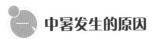

一　中暑发生的原因

　　对高温环境适应不充分是致病的主要原因。在大气温度升高（>32℃）、湿度较大（>60%）和无风的环境中，长时间工作或强体力劳动，又无充分防暑降温措施时，缺乏对高热环境适应者易发生中暑。中暑易发因素包括：① 环境温度过高；② 人体产热增加，如从事重体力劳动、发热、甲状腺功能亢进和应用某些药物（苯丙胺）；③ 散热障碍，如湿度较大、过度肥胖或穿透气不良的衣服等；④ 汗腺功能障碍，见于系统硬化病、广泛皮肤烧伤后瘢痕形成或先天性汗腺缺乏症等患者。

中暑的表现及处理方法

1. 中暑的表现

（1）先兆中暑：出现轻微的头痛、头晕、口渴、全身无力等症状。

（2）轻症中暑：除以上症状外，还出现发热、心慌、胸闷、恶心、呕吐、全身大汗等症状。

（3）重症中暑：除以上症状外，出现突然昏倒、抽搐、烦躁不安、尿少、昏迷等症状。

2. 中暑的处理方法

（1）迅速脱离高温环境，至通风良好的阴凉地方平躺，解开衣扣，用湿布或凉水给患者的头部、颈部、腋部及胯部降温，并不断吹风。

（2）少量多次饮用含盐凉开水或清凉电解质饮料，口服十滴水、人丹、藿香正气水等，避免一次大量饮用凉开水及冰冻饮料。

（3）当全身大汗时，避免立即进入冷空调房间或者冲冷水澡。

（4）对病情重或经适当处理无好转的患者，应立即送往医院治疗。

 中暑的防范措施

（1）尽量避免中午前后在户外工作，特别是在阳光直射下工作，最好安排早晚时间段工作。

（2）高温作业工人应穿导热系数小、透气性好的工作服。根据不同作业的要求，还应适当佩戴防热面罩、工作帽、防护眼镜、手套、鞋盖、护腿等个人防护用品；特殊高温作业工种，如炉衬热修、清理钢包等，工人为防止强烈热辐射的作用，可以穿特制的隔热服、冷风衣、冰背心等。

（3）合理补充营养，准备一些含盐分的清凉饮料，如盐汽水和盐茶水等，可以用1%绿茶和0.2%盐开水等量混合。在补充足量食盐的前提下，也可以采用番茄汤、绿豆汤、豆浆、酸梅汤等。高温作业人员，一般每人每天需补充3～5L水、20g左右的盐。饮水方式以少量多次为宜，饮料温度以8～12℃为佳。适当增加高热量饮食和蛋白质（尤其是动物蛋白）、钙等。同时还应增加维生素的摄入，特别是B族维生素和维生素C，以提高机体对高温环境的耐受能力。

（4）避免过度劳累，保证足够的睡眠和休息时间。

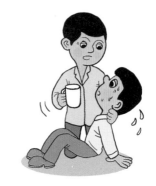

（5）积极治疗原发病，增强抵抗力，减少中暑的诱发因素。

（6）定期检测作业环境气象条件。

第二节

寒冷季节如何防范冻伤

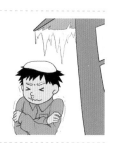

小李今年26岁，是公司新入职员工。一次冬季参加青藏联网工程建设中，他感觉双手及双耳疼痛，凭经验自己用雪搓洗双手后没有好转，后回到休息处用火烤双手取暖，约半小时后，感到双手及双耳疼痛难忍。同事将其送至医院进一步治疗，后经医院诊断，小李为双手二度冻伤。

冻伤是在一定条件下，由于寒冷潮湿的作用引起人体局部或全身的损伤。冻伤多发生在手指、手背、脚趾、鼻尖、耳部等，可发生在任何年龄。冻伤是冬季常见皮肤病，在寒冷地区长期户外作业的人员，预防冻伤的发生是必要的。

 冻伤发生的原因

当身体较长时间处于低温和潮湿刺激时，就会使体表的血管发生痉挛，血液流量因此减少，造成组织缺血缺氧，细胞受到损伤，尤其是在肢体远端血液循环较差的部位，如脚趾。

1. 气候因素

寒冷的气候，包括空气的湿度、流速及天气骤变等。潮湿和风速都可加速身体的散热。

2. 局部因素

鞋袜过紧、长时间站立不动及长时间浸在水中等均可使局部血液循环发生障碍，热量减少，导致冻伤。

3. 全身因素

疲劳、虚弱、紧张、饥饿、失血及创伤等均可降低人体对外界温度变化的调节和适应能力，使局部热量减少，导致冻伤。

 冻伤的表现及处理方法

一般将冻伤分为冻疮、局部冻伤和冻僵三种。

1. 冻疮

冻疮在一般的低温，如3~5℃和潮湿的环境中即可发生。部位多在耳廓、手、足等处，表现为局部发红或发紫、肿胀、发痒或刺痛，有些可起水泡，而后发生糜烂或结痂。发生冻疮后，可在局部涂抹冻疮膏；糜烂处可涂用抗菌类软膏。

2. 局部冻伤

局部冻伤多指在0℃以下缺乏防寒措施的情况下，耳部、鼻部、面部或肢体受到冷冻作用发生的损伤。一般分为四度：① 一度冻伤，表现为局部皮肤从苍白转为斑块状的蓝紫色，随后红肿、发痒、刺痛和感觉异常。② 二度冻伤，表现为局部皮肤红肿、发痒、灼痛。早期有水泡出现。③ 三度冻伤，表现为皮肤由白色逐渐变为蓝色，再变为黑色，感觉消失。冻伤周围的组织可出现水肿和水泡，并有较剧烈的疼痛。④ 四度冻伤，伤部的感觉和运动功能完全消失，呈暗灰色。由于冻伤组织与健康组织交界处的冻伤程度相对较轻，交界处可出现水肿和水泡。

发生冻伤时，如有条件可让患者进入温暖的房间，给予温暖的饮料，使患者的体温尽快提高。同时将冻伤的部位浸泡在38~42℃的温水中，水温不宜超过45℃，浸泡时间不能超过20

分钟。如果冻伤发生在野外，没有条件进行热水浸浴，可将冻伤部位放在自己或救助者的怀中取暖，同样可起到热水浴的作用，使受冻部位迅速恢复血液循环。在对冻伤进行紧急处理时，绝不可将冻伤部位用雪涂擦，或用火烤，这样做只能加重损伤。

3. 冻僵

伤员表现为全身僵硬，感觉迟钝，四肢乏力，头晕，甚至神志不清、知觉丧失，最后因呼吸衰竭而死亡。发生冻僵的伤员已无力自救，救助者应立即将其转运至温暖的房间内，搬运时动作要轻柔，避免僵直身体的损伤。然后迅速脱去伤员潮湿的衣服和鞋袜，将伤员放在38～42℃的温水中浸浴；如果衣物已冻结在伤员的肢体上，不可强行脱下，以免损伤皮肤，可连同衣物一起浸入温水，待解冻后取下。

 三、冻伤的防范措施

（1）经常进行耐寒锻炼。

（2）勤活动手脚和揉搓面部、耳、鼻。

（3）经常用热水泡脚。

（4）寒冷季节野外工作时应准备防寒、保暖物品。

（5）不要长时间静止不动。

（6）不要穿潮湿、过小的鞋袜。

（7）不要赤手接触金属物品。

密闭空间或半地下室作业如何防范缺氧

密闭空间是指与外界相对隔离，进出口受限，自然通风不良，足够容纳一人进入并从事非常规性、非连续性作业的有限空间。常见的密闭空间有储罐、锅炉、地下管道、地下室、隧道、地下电缆沟等。密闭空间或半地下室作业通常具有一定的复杂性、危险性。比如作业空间狭小，通风不畅，容易导致二氧化碳、惰性气体等挤占空间，造成空间内氧气浓度过低，引起单纯性缺氧或窒息；产生有毒气体时，不利于有毒气体的扩散；遇突发事故时，应急救援难度较大；应急救援的措施不当，容易造成伤亡的扩大等。

GB 8958—2006《缺氧危险作业安全规程》规定：空气中氧气浓度低于19.5%的状态即为缺氧环境，并把缺氧环境作业分为缺氧危险作业、一般缺氧作业和特殊缺氧作业。

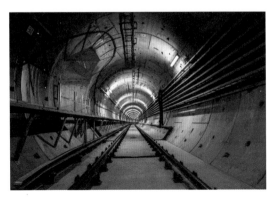

缺氧的表现及处理方法

1. 缺氧的表现

氧气是生命活动必不可少的元素之一。缺氧常发生在一些不通风的密闭环境内，缺氧一般表现为头晕、头痛、耳鸣、眼花、四肢软弱无力，常伴有恶心，呕吐，心慌，气短，呼吸急促、浅快而弱，心跳快速无力等。随着缺氧的加重，患者易出现意识模糊，全身皮肤、嘴唇、指甲青紫，血压下降，瞳孔散大，昏迷，最后因呼吸困难、心跳停止导致死亡。

2. 缺氧窒息事故现场的处理方法

（1）迅速将中毒者转移至空气新鲜处，保持呼吸道通畅，有条件时给予吸氧。

（2）呼吸心跳停止者，应立即施行人工呼吸和胸外心脏按压术，直至送达医院。

（3）凡硫化氢、一氧化碳、氰化氢等有毒气体中毒者，忌对其进行口对口人工呼吸，以防施救者中毒，宜采用胸外心脏按压术。

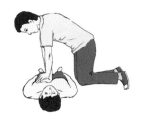

 缺氧事故的防范措施

（1）进入可能缺氧的环境作业前，必须准确测定氧气浓度，确保氧气浓度在19.5%以上，否则严禁进入该场所作业。作业期间必须对氧气浓度进行定时或连续的监测，同时禁止用纯氧气进行通风。

（2）对不易采用通风换气措施的密闭空间，

工作人员必须配备使用空气呼吸器、氧气呼吸器等隔离式呼吸保护器具。

（3）在存在缺氧危险的场所作业时，必须安排监护人员，并事先确定好联络信号。

（4）必须配备呼吸器、梯子、绳缆等抢救器具。作业前，必须对抢救设备进行检查，确保能有效使用。

（5）在可能存在缺氧的环境中，如果同时存在或可能产生有毒气体，作业前必须测定有毒气体的浓度，并对有毒气体进行有效处理，空气质量达标后方可作业。

第四节

城市地下管网作业如何防范有毒气体中毒

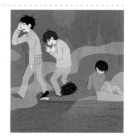

2004年8月26日，北京某机械疏通服务公司两名工人，在未采取任何防护措施的情况下，对事发地段下水道进行疏通，其中一人下井后几秒钟就失去知觉栽入水中，另一人见状后下井营救，也失去知觉。两人被救出后，其中一人经医院抢救无效死亡。卫生部门的检测表明，污水井中的甲烷及硫化氢浓度严重超标。

上述案例中的工人是因吸入过多的甲烷及硫化氢等有毒气体而出现了程度不一的中毒表现。

有毒气体，顾名思义，就是对人体产生危害、能够致人中毒的气体。分为刺激性气体和窒息性气体两类。

（1）刺激性气体指对眼和呼吸道黏膜有刺激作用的气体，是化学工业中常遇到的有毒气体。刺激性气体的种类甚多，最常见的有氯、氨、氮氧化物、光气、氟化氢、二氧化硫、三氧化硫和硫酸二甲酯等。

（2）窒息性气体指能造成机体缺氧的有毒气体，如氮气、甲烷、乙烷、乙烯、一氧化碳、硝基苯的蒸气、氰化氢、硫化氢等。

 一 **城市地下管网作业有毒气体中毒频发的原因**

城市地下管网的作业空间相对受限、通风不畅，极有可能产生或存在硫化氢、一氧化碳、甲烷和其他有毒、有害、易燃、易爆气体。造成事故频发的原因：① 施工人员违章操作，未进行有毒气体检测或通风措施不满足要求就盲目下井作业；② 相关施工单位安全生产监管措施不到位；③ 中毒事故发生后，由于缺乏救护知识及防毒救护用具，其他人员盲目下井施救造成继发性伤亡扩大。

 ## 有毒气体中毒的防范和处理方法

（1）严格执行国家安全生产监督管理总局颁布的AQ 3028—2008《化学品生产单位受限空间作业安全规范》（安全生产具体措施可参考相关条例）。

（2）企业安全生产管理部门应组织相关从业人员，规范开展岗前和在岗期间定期的安全生产技能培训，使相关从业人员牢固树立"安全生产事故猛于虎"的意识，掌握相应的安全生产技能，以及气体中毒等事故现场自救和救援的实际能力。

（3）发现有毒气体中毒事故发生时，应当快速地向上风口或侧上风口转移中毒者和疏散现场人员，疏散地要确保空气流通、新鲜。发现作业空间内有人晕倒等异常情况，情况不明或未采取防护措施的情况下，严禁盲目施救，以防伤亡扩大。

（4）刺激性气体中毒的现场急救措施如下：

1）应尽快撤离发生中毒区域（或下风口），也可以就地躲避在没有受到污染的建筑物内。

2）将中毒者移到空气新鲜处，脱去污染衣服，用大量清水清洗污染的皮肤15分钟以上。眼内污染者，用清水至少持续冲洗15分钟。

3）保持呼吸道畅通，有条件的可用雾化支气管解痉剂，必要时请医务人员施行气管切开术。

4）对呼吸、心跳停止者立即进行人工呼吸和胸外心脏按压等，有条件的可肌内注射呼吸兴奋剂等，同时给氧。病人自主呼吸心跳恢复后方可送医院。

5）昏迷者可针刺人中、十宣、涌泉等穴位。

6）拨打120急救电话，迅速送往医院抢救。